RECHERCHES

SUR LE

TRAITEMENT DU CROUP

PAR LE DOCTEUR

A. HULIN

MÉDECIN A CHALONNES-SUR-LOIRE

Membre correspondant de la Société Médicale d'Indre-et-Loire

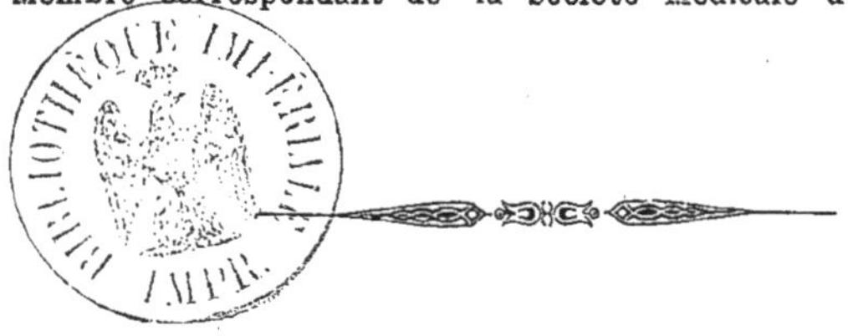

ANGERS

IMPRIMERIE-LIBRAIRIE DE EUGÈNE BARASSÉ,
Rue Saint-Laud, 83.

—

1862

RECHERCHES

SUR LE

TRAITEMENT DU CROUP [1]

Traitement interne par le Bromure de Potassium à haute dose. — Traitement externe par le sulfate d'alumine et de zinc. — Nouveau cas de guérison par la trachéotomie.

MESSIEURS [2],

J'ai l'honneur de vous présenter les observations relatives à six malades atteints de diphthérie, traités par le bromure de potassium à haute dose.

Je commencerai par faire passer sous vos yeux les six observations que j'ai pu recueillir, et je ne suivrai d'autre ordre que celui dans lequel les faits se sont présentés à mon examen : je ferai suivre cette exposition de quelques remarques relatives à l'action des médicaments employés, et, comme un de ces malades a été soumis à la trachéotomie, ce sera pour moi l'occasion de faire ressortir quelques particularités relatives à cette opération.

(1) Ces recherches font suite à un mémoire plus étendu sur le Croup, présenté par l'auteur au concours ouvert par la Société Médicale d'Indre-et-Loire, et qui lui a valu une mention honorable.

(2) Ce Mémoire a été lu, dans la séance du 6 février 1862, devant la Société Médicale d'Indre-et-Loire, qui en a voté l'impression dans le Recueil de ses travaux.

Ce n'est pas sans une certaine hésitation que je viens soumettre ce mémoire au jugement de mes honorables confrères de la Société Médicale d'Indre-et-Loire ; mais je trouve un gage de leur indulgence dans la distinction récente qu'ils ont bien voulu accorder à mon premier travail sur le même sujet.

Malgré cette indulgence, sur laquelle j'ose compter, venir exposer six cas de diphthérie grave, dire que tous les six ont été suivis de guérison, c'est s'exposer d'avance à l'incrédulité : de là mon hésitation. Pourtant les faits sont là ; je les soumets de bonne foi à votre examen : vous jugerez.

PREMIÈRE PARTIE.

OBSERVATION PREMIÈRE.

Diphthérie nasale, pharyngienne et trachéale. — Traitement par le Bromure de Potassium. — Guérison.

Ernest V..., demeurant rue du Bas-Bourg, à Chalonnes, est un enfant lymphatique, âgé de sept ans. Ma première visite est du 2 novembre 1861 : l'enfant tousse depuis huit jours, les parents ont remarqué que la toux avait un caractère de raucité qu'elle ne présentait pas d'habitude. La face est bouffie, il se fait par les fosses nasales un écoulement abondant de sérosités. Depuis plusieurs nuits le sommeil est agité et l'enfant a été souvent réveillé par une toux accompagnée d'enrouement et de menace de suffocation : la respiration était bruyante pendant le sommeil.

La nuit du 1er au 2 novembre a été plus agitée que les autres, il y a eu plusieurs accès de suffocation : je fus appelé le matin. Je trouve l'enfant très-abattu : la respiration précipitée fait entendre un bruit analogue à celui que l'on produirait en soufflant dans un tube métallique; la face est bouffie, surtout du côté droit. Il existe de ce côté un engorgement considérable des ganglions sous-maxillaires. Le pouls est petit et très-fréquent. L'enfant est pris en ma présence d'un accès de suffocation avec toux rauque : la face se congestionne. Le malade très-agité porte la main tantôt au cou et tantôt au creux épigastrique : la voix est éteinte depuis plusieurs heures.

Les amygdales, le bord inférieur du voile du palais, la pointe de la luette et le fond du pharynx sont tapissés de fausses membranes d'un blanc jaunâtre, épaisses et résistantes. A travers l'orifice antérieur des fosses nasales on aperçoit d'autres fausses membranes moins résistantes.

Cautérisation avec le crayon de nitrate d'argent, et immédiatement après, plusieurs vomissements sont déterminés par l'ingestion de 0 gr. 50 c. de sulfate de cuivre dissous dans une tasse de tilleul. Ces vomissements sont suivis d'un peu de calme. Je prescris la potion suivante :

> Bromure de potassium. .   0 gr. 50 c.
> Eau de gomme. 100
> Sirop. 30   M. S. A.

Cette potion sera administrée par cuillerée toutes les heures. Alimenter le plus possible : bouillon et vin.

Le soir, l'état général paraît un peu meilleur, l'état local est le même. Cautérisation avec la solution de nitrate d'argent, au quart. Continuer la potion.

Le 3 novembre : abattement extrême, toux fréquente et peu bruyante : rejet de fausses membranes par les fosses nasales. Cautérisation, matin et soir, avec la solution de nitrate d'argent. Potion avec bromure de potassium, 0 gr. 75 c.

Le 4 novembre : voix éteinte, refus de toute nourriture. Toux peu fréquente, rauque et comme étouffée. Urines rares et albumineuses. L'état local est meilleur, le fond du pharynx seul est recouvert de fausses membranes.

Deux cautérisations dans les vingt-quatre heures; potion avec bromure de potassium, 1 gramme. Insister sur l'alimentation.

Le 5 novembre : la nuit a été très-mauvaise; il y a eu

deux accès de toux prolongés, suivis d'une grande faiblesse, avec sueurs froides. A huit heures du matin, l'enfant ne tousse plus, la respiration ne fait plus entendre qu'un gros râle trachéal. Le pouls dépasse 130 : la face est bouffie, pâle et se refroidit par instant ; les lèvres sont bleues : l'enfant n'a pas uriné depuis la veille. L'asphyxie commence. Du côté du pharynx, il y a amélioration très-marquée. A onze heures, la mort est imminente : je propose la trachéotomie qui, acceptée d'abord, est ensuite rejetée.

Je ne dus plus songer qu'à la médication interne : la dose du bromure de potassium fut alors portée à 2 grammes.

Le soir, le malade paraissant un peu ranimé, je fis renouveler la même potion, à la même dose. La nuit fut encore très-mauvaise : il y eut trois accès de toux et de suffocation, après lesquels l'enfant épuisé tombait dans un état d'affaissement tel, que les parents le crurent mort.

Le 6 novembre, au matin, je trouvai l'enfant couvert d'une sueur abondante. La respiration est toujours bruyante, le pouls excessivement fréquent. Salivation abondante. Du côté du pharynx, les fausses membranes ont à peu près disparu. Potion avec 4 grammes de bromure de potassium, dans 250 gr. de véhicule, à prendre dans les vingt-quatre heures.

Dans la journée l'enfant se ranime : la toux redevient plus fréquente, elle est moins stridente. Il y a émission d'urines abondantes. Le malade s'alimente.

Le 7 novembre : éruption papuleuse sur la face et la partie antérieure du thorax, sueurs abondantes, pouls à 125. Toux rauque, accompagnée d'une expectoration abondante de mucosités épaisses, filantes et transparentes, non mélangées d'air. La voix est toujours éteinte. Le pharynx est complétement nettoyé. Continuer la potion avec bromure de potassium, 4 grammes.

*

Le 8 et le 9, l'état reste à peu près le même : l'éruption papuleuse s'étend, il y a toujours de la sueur, la toux est toujours suivie d'expectoration abondante. Il y a encore des accès de suffocation, toujours aphonie. Je continue la médication.

Le 10 novembre, après une nuit fort agitée, la toux devient encore plus fréquente, l'angoisse trachéale plus considérable. Un accès de toux se termine par des efforts de vomissements. Au milieu des matières rejetées on trouve une fausse membrane de 0 m. 06 c. environ de longueur. Cette fausse membrane forme dans son tiers supérieur un tube complet de 8 millimètres de diamètre, et se termine inférieurement par un lambeau irrégulier de 0 m. 04 c. de longueur. Le tiers supérieur de la pseudo-membrane est d'un blanc grisâtre et assez résistant, mais le lambeau inférieur est ramolli. Il est translucide et ressemble assez bien à une plaque de gélatine, préalablement ramollie dans l'eau et imparfaitement desséchée. L'expulsion de cette fausse membrane fut suivie d'un grand calme dans la respiration.

A partir de ce moment, l'amélioration fut rapide, les sueurs et l'expectoration abondantes continuèrent. La voix resta longtemps rauque. Le bromure de potassium fut continué, mais en diminuant la dose tous les jours. La durée totale du traitement interne fut de seize jours.

OBSERVATION DEUXIÈME.

Angine couenneuse, croup. — Traitement interne par le Bromure de
Potassium, cautérisation avec le sulfate de cuivre. — Trachéotomie, complication de pneumonie. — Guérison.

Marie Poitou est une petite fille de quatre ans et demie,
forte et bien constituée; elle habite le bourg de Sainte-Christine, commune affligée depuis deux ans par une épidémie
de croup très-meurtrière.

Le 18 novembre 1861, Marie fut prise de toux avec fièvre, abattement extrême et refus d'aliments.

Le 21, même état, et de plus toux rauque et gêne de la
respiration.

Ces différents symptômes s'étant aggravés dans la journée du 23, je fus appelé dans la soirée. La respiration était
bruyante et anxieuse, la toux rauque, la voix éteinte. Engorgement des ganglions sous-maxillaires du côté droit; coryza,
fausses membranes sur l'amygdale droite et le fond du
pharynx.

Je cautérisai de suite avec une solution saturée de sulfate
de cuivre : l'application du sulfate de cuivre sur le pharynx
est immédiatement suivie de vomissements et du rejet de
fausses membranes épaisses.

Une potion contenant 0 gr. 50 c. de bromure de potassium
fut administrée par cuillerée toutes les heures pendant la
nuit.

Le 24 novembre, l'état de la gorge est le même que la

veille : respiration trachéale très-bruyante, anxiété de la face, aphonie complète, toux rauque.

Cautérisation, trois fois dans les vingt-quatre heures, avec la solution de sulfate de cuivre. Potion avec 1 gramme de bromure de potassium.

Le 25, à midi, faiblesse extrême, refus de boissons et d'aliments, urines rares et albumineuses, face bouffie, lèvres bleuâtres, sueur froide sur la face, refroidissement des extrémités; toux rare, peu sonore, râle trachéal. Du côté de la gorge, une fausse membrane d'un centimètre à peine au fond du pharynx. Je ne cautérisai pas : potion avec bromure de potassium, 2 grammes.

A trois heures, la face est refroidie, les veines du cou fortement tuméfiées, le pouls irrégulier, très-petit : la mort est imminente.

L'opération proposée et acceptée immédiatement est pratiquée sur-le-champ. Je fais une incision à la peau le plus bas possible au-devant de la trachée, et je la prolonge jusqu'à la fourchette du sternum. La peau fortement œdématiée laisse écouler une sérosité abondante.

J'écarte les muscles, et, pour arriver à la trachée, je suis forcé d'intéresser la partie moyenne de la glande thyroïde qui a pris un volume considérable. Il se produit une hémorrhagie en nappe, mais abondante : je touche et comprime légèrement la plaie avec un pinceau imbibé de perchlorure de fer. J'attends deux minutes : l'hémorrhagie s'arrête, et la plaie est parfaitement sèche lorsque je ponctionne la trachée. Un accès de toux accompagné de violents efforts d'inspiration et d'expiration chasse à l'extérieur une quantité très-notable de mucosités visqueuses et épaisses, au milieu desquelles ballotte un lambeau de fausse membrane. C'est un ruban pseudo-membraneux, imprégné de liquides, de peu de consistance, offrant 0 m. 03 c. de longueur sur 0 m. 05 c. de largeur.

La canule fut introduite sans difficulté : au-devant de son ouverture, j'appliquai une compresse de tulle pliée en plusieurs doubles et par-dessus plusieurs tours d'un cache-nez de tricot de laine à mailles très-lâches. Je fis maintenir la chambre à une température égale de 15 à 18°. L'introduction de la canule fut suivie d'un calme complet de plus d'une heure. L'enfant, confiée aux soins d'une garde intelligente, passa une nuit assez tranquille : la canule interne ne fut enlevée que trois fois. La potion bromurée fut continuée, et l'enfant prit de plus deux bouillons et un peu de vin.

Le 26 novembre, au matin, je trouvai ma petite opérée dans un état de calme satisfaisant. Pouls à 130, peau chaude et humide. Une fausse membrane avait été expulsée le matin, à quatre heures, après un accès de toux. Cette fausse membrane, de 0 m. 045 de longueur, forme dans sa partie supérieure un tube complet de 0 m. 006 de diamètre : ce tube se termine par un prolongement rubanné de 0 m. 015 de longueur, peu résistant, translucide et comme gélatineux.

La plaie est lavée avec une éponge imbibée de liqueur de Labarraque, et ces lotions sont renouvelées dans la journée, chaque fois que l'on est forcé d'enlever la canule interne. On continue la potion avec 2 grammes de bromure de potassium, et la malade est alimentée le plus possible.

Plusieurs lambeaux pseudo-membraneux sont rejetés dans la journée. Ces débris très-tenus n'offrent pas la forme tubuleuse.

Dans la nuit du 26 au 27, la respiration s'embarrasse de nouveau : la toux est continuelle, l'enfant paraît menacée d'asphyxie. J'arrive auprès de la malade à 2 heures du matin, et je trouve que l'extrémité inférieure de la canule, après avoir quitté la trachée, ne repose plus que sur le fond de la plaie. La canule remise en place, le calme se rétablit aussitôt.

Il y eut encore ce jour-là, et le lendemain 28 , rejet de fausses membranes de petite dimension.

Le 29 novembre, quatrième jour de l'opération , la toux redevient fréquente, les mucosités rejetées par la canule sont mélangées de sang. La respiration ne s'entend plus dans le quart inférieur de la poitrine des deux côtés ; au sommet, râles sibilants. Pouls à 130 ; sueur abondante.

Julep gommeux avec Kermès, 0 gr. 30 c., et sirop diacode, 10 grammes. La potion bromurée est reprise le soir, lorsque le julep kermétisé est absorbé. On insiste sur une alimentation tonique et on fait prendre un peu de vin.

Le 30 , les mucosités sont toujours sanguinolentes , mais très-abondantes , on y rencontre encore quelques débris de fausses membranes. Du reste, la respiration est calme, il y a peu de toux, le pouls est à 125. Eruption papuleuse sur la face. On continue la médication.

Les 1er , 2 et 3 décembre , les symptômes restent à peu près les mêmes, l'état général est toujours bon , l'éruption papuleuse a persisté.

Le 4 décembre , neuvième jour de l'opération, l'expectoration, plus abondante que les jours précédents , est plus aérée et ne présente plus de sang. Râles muqueux dans toute l'étendue de la poitrine, état général excellent, le pouls tombe à 100. L'enfant s'amuse et s'alimente. Depuis la veille il n'y a pas eu rejet de fausses membranes. La plaie qu'on a eu le soin de laver tous les jours trois et quatre fois avec la liqueur de Labarraque, est parfaitement vermeille et sans traces de pseudo-membranes.

J'enlève la canule, la respiration reste calme pendant quelques minutes, puis il survient des quintes de toux, et au bout de dix minutes la face marque une grande angoisse. L'enfant fait signe qu'elle désire qu'on replace la canule. La plaie s'étant retractée, je n'arrive à remettre le tube en place qu'avec une certaine difficulté.

Le bromure de potassium est suspendu.

Le 5 décembre , l'amélioration continue. L'expectoration est toujours très-abondante, il y a eu la nuit plusieurs heures d'un sommeil paisible. La canule est de nouveau enlevée , mais au bout de quelques minutes la toux et l'oppression me forcent à la remettre en place. Mais j'avais profité des quelques instants pendant lesquels celle-ci était restée hors de la trachée, pour pratiquer avec une lime une ouverture à la paroi postérieure du tube extérieur, vers la réunion du tiers supérieur avec les deux tiers inférieurs, me souvenant à propos de l'idée ingénieuse que le docteur Blot , de Tours, avait eue dans une circonstance analogue. De cette manière et sans avoir besoin d'enlever la canule , mais seulement en retirant le tube interne , je pus tâter la perméabilité à l'air de la partie supérieure de la trachée et du larynx. Le tube interne enlevé , il suffit alors de boucher l'ouverture supérieure de la canule, pour que l'air traverse le larynx.

Ce ne fut que le 8 décembre , quatorzième jour de l'opération, que je pus retirer tout-à-fait l'appareil.

Le 11 décembre, dix-septième jour de l'opération, la plaie était parfaitement cicatrisée. La convalescence fut courte, et l'enfant jouit aujourd'hui de la santé la plus florissante.

OBSERVATION TROISIÈME.

Angine couenneuse, traitement local par la cautérisation et les gargarismes avec la solution de sulfate d'alumine. — Bromure de Potassium à l'intérieur. — Guérison.

F......, demeurant à Chalonnes, est un garçon de huit ans, d'un tempérament lymphatique très-prononcé.

Cet enfant toussait depuis plusieurs jours, lorsque je fus appelé à le visiter le 21 novembre 1861. Les dernières nuits avaient été agitées, la respiration bruyante pendant le sommeil, la voix enrouée, la toux rauque. Je le trouvai avec un peu de fièvre : la face était bouffie, les ganglions sous-maxillaires des deux côtés très-tuméfiés. Il y a une salivation abondante, coryza, larmoiement, éternuments fréquents : la voix est très-enrouée. Les amygdales sont complétement recouvertes de fausses membranes ; le fond du pharynx en est également presque complétement recouvert.

Cautérisation avec la solution de nitrate d'argent au quart, gargarismes avec une solution saturée de sulfate d'alumine additionnée de miel, potion avec bromure de potassium, 1 gramme.

Le 22 novembre, l'état local est le même que la veille, les fausses membranes ne se sont point étendues. Il y a moins de gêne de la respiration. La voix est enrouée, la salivation est très-abondante.

Nouvelle cautérisation, mêmes gargarismes, potion avec bromure de potassium, 1 gr. 50 c.

Le 23, les amygdales sont à peu près nettoyées, le pharynx est dans le même état que la veille. Il y a de l'affaissement, de la somnolence, refus d'aliments, fièvre intense, enrouement, salivation et expectoration abondante.

Même traitement topique, potion avec bromure de potassium, 2 grammes.

Le 24, amélioration très-marquée. La nuit a été plus calme. La voix est plus claire : l'expectoration est toujours très-abondante.

On continue le traitement, excepté les cautérisations.

Le 25, le bromure est continué.

Le 26, au matin, la toux a reparu, elle a un caractère de raucité qu'elle n'avait point eu jusqu'à ce jour; respiration bruyante, voix éteinte, oppression. Quelques points pseudo-membraneux au fond du pharynx. On reprend les cautérisations, seulement on substitue le sulfate de cuivre au nitrate d'argent : potion avec bromure de potassium, 3 gr.

Le 27, amélioration très-notable : continuation du traitement.

Le 28, la gorge est nette de fausses membranes, la face est toujours un peu bouffie; expectoration et salivation abondantes. Bromure de potassium, 2 gr.

Le 29, neuvième jour du traitement, l'amélioration a persisté. On peut considérer l'enfant comme guéri : cependant, par mesure de précaution, on continue encore quelques jours la potion bromurée.

Pendant tout le temps de l'administration du bromure de potassium, l'enfant ne s'est jamais plaint de douleur au creux épigastrique.

OBSERVATION QUATRIÈME.

Angine couenneuse, croup. — **Bromure de Potassium à l'intérieur.**—
Traitement topique par la solution saturée de sulfate double d'a-
lumine et de zinc. — Gargarismes avec la solution saturée de sulfate d'alumine.

Ernest G....., âgé de cinq ans, demeurant place des Halles,
à Chalonnes.

Appelé pour la première fois dans la soirée du 10 décembre 1861, je trouve le petit malade très-abattu, avec beau-
coup de fièvre, la voix enrouée et un peu de toux. Il y a
déjà quatre jours qu'il se plaint de difficulté à avaler.

Engorgement sous-maxillaire assez considérable du côté
droit, langue blanche, amygdales volumineuses, recouvertes de fausses membranes, ainsi que la pointe de la luette :
au fond du pharynx, quelques points sont recouverts par
des fausses membranes peu étendues.

Je détermine plusieurs vomissements par l'ingestion de
0 gr. 25 c. de sulfate de cuivre dissous dans une tasse de
tilleul : ces vomissements n'amènent aucun soulagement.
Cautérisation avec la solution de nitrate d'argent; potion
avec 0 gr. 50 c. de bromure de potassium.

Le 11 décembre, au matin, peu de fièvre, léger enrouement, coryza; état local, le même.

Cautérisation. Potion avec bromure, 0 gr. 75 c. Dans la
journée, je fais badigeonner la gorge plusieurs fois avec
un pinceau imbibé d'une solution saturée de sulfate d'alumine.

Le soir, l'état est à peu près le même, mais l'indocilité du malade me force à abandonner la cautérisation et à me borner au badigeonnage.

Le 12 décembre, la nuit a été mauvaise, il y a eu plusieurs accès de suffocation. Toux croupale, voix enrouée. Les amygdales sont débarrassées, mais le pharynx est toujours en partie recouvert de fausses membranes. Potion avec bromure de potassium, 1 gr.; badigeonner la gorge toutes les deux heures avec le sulfate d'alumine.

La journée a été assez tranquille; mais le soir, la toux devient plus fréquente, la voix tout-à-fait éteinte. Il y a de l'anxiété : plusieurs accès de suffocation se succèdent à de courts intervalles.

Le 13 décembre, l'état général est plus grave que la veille, il y a moins de toux, faiblesse extrême, refus d'aliments; pouls à 150, très-petit. L'état local est meilleur. Même traitement topique. Bromure de potassium, 1 gr. 50 c.

Le 14 décembre, la nuit a été très-agitée : le matin, il y a un grand abattement, sueurs abondantes, toux rare et peu bruyante, aphonie complète. Plusieurs accès de suffocation ont été suivis de menace de syncope. L'état de la gorge s'est amélioré, le pharynx est à peu près nettoyé. Suppression des gargarismes; potion avec 2 gr. de bromure de potassium.

Cette potion fut renouvelée le soir; de sorte qu'il y eût 4 gr. de bromure de potassium de pris dans les vingt-quatre heures.

Le soir, somnolence, toux rauque et peu bruyante, pouls filiforme.

Le 15 décembre, état général toujours très-mauvais, suffocations fréquentes. Le malade se plaint d'une douleur au niveau du larynx et y porte continuellement la main. Cepen-

dant la toux est moins stridente, elle est suivie d'expectoration.

Potion avec bromure de potassium, 3 gr.

Le 16 décembre, la face est moins pâle et moins bouffie.
La nuit a été plus tranquille; l'enfant a fait plusieurs som -
mes d'une demi-heure; il y a eu pourtant plusieurs accès de
suffocation.

La toux qui est devenue très-fréquente, est suivie d'une
expectoration très-abondante.

Potion avec bromure, 3 gr.

Le 17 décembre, huitième jour du traitement, l'état local
est très-bon, l'état général continue à s'améliorer. Sueurs
et expectoration abondantes. Toux fréquente, rauque; aphonie complète, pouls à 120. Bromure de potassium, 5 gr.

Du 18 au 21, l'amélioration continue, mais on insiste
encore sur le traitement interne et sur l'alimentation.

Le 22 décembre, la voix est toujours enrouée et presque
éteinte. La respiration est calme et ne devient bruyante que
pendant le sommeil.

Je fais continuer le bromure à la dose de 1 gramme jusqu'au 26 décembre. L'enfant accepte volontiers cette potion
et ne se plaint d'aucune douleur.

Le 27, l'enfant entrait en convalescence.

OBSERVATION CINQUIÈME.

Angine couenneuse, croup. — Bromure de Potassium à l'intérieur. —
Traitement topique par le sulfate double d'alumine et de zinc. —
Guérison.

L....., demeurant rue du Bas-Bourg, à Chalonnes, est un garçon de huit ans, fort et bien constitué.

Le 21 décembre 1861, toux rauque, voix enrouée, fièvre, engorgement sous-maxillaire des deux côtés; fausses membranes très-étendues dans le pharynx.

Je touche les fausses membranes avec un pinceau imbibé d'une solution saturée de sulfate d'alumine et de zinc. Gargarisme avec la solution de sulfate d'alumine. Potion avec bromure de potassium, 1 gramme.

Le 22, salivation abondante, deux épistaxis pendant la nuit, enrouement, toux fréquente; même état local.

Même traitement.

Le 23, la dose du bromure est portée à 3 grammes.

Le 24, oppression, respiration bruyante, voix éteinte. Les fausses membranes ont abandonné les amygdales et la majeure partie du pharynx.

Même traitement.

Le 25, affaissement général, pouls faible et fréquent, sueurs abondantes, éruption papuleuse au cou et à la partie antérieure de la poitrine. Accès de suffocation, râle trachéal, voix éteinte. Quelques fausses membranes peu étendues, du côté du pharynx.

Même traitement.

Le 26, aggravation des symptômes généraux, rejet de fausses membranes tubuleuses dans les accès de toux; l'état de l'arrière-gorge s'améliore.

Potion avec bromure, 4 gr. Même traitement topique.

Le 27, respiration moins bruyante, gros râle trachéal humide, toux accompagnée d'expectoration abondante, sueurs; sommeil calme de plusieurs heures. Sensation douloureuse au creux de l'estomac.

On diminue d'un gramme la dose du bromure de potassium.

Le 28, la gorge est complétement nettoyée, la voix est toujours enrouée, toux rauque, expectoration très-abondante, salivation, sueurs.

Suspension du traitement local. Bromure, 2 gr.

La potion bromurée est encore continuée quatre jours.

Le onzième jour du traitement, la guérison était complète.

OBSERVATION SIXIÈME.

Diphthérie naso-pharyngienne.— Bromure de Potassium à l'intérieur.— Traitement topique par le sulfate d'alumine et de zinc. — Guérison.

Marie V......, âgée de six ans, habite Sainte-Christine.

J'avais visité cette petite malade les 20 et 22 janvier 1862; il y avait larmoiement, coryza et un peu dysphagie, je n'avais pu trouver aucune trace de fausses membranes.

Le 23, au soir, je fus mandé auprès de la petite fille : on m'apportait en même temps une fausse membrane, longue de trois centimètres, qui avait été rejetée par les fosses nasales, à la suite d'un long accès de toux.

Je constatai un engorgement ganglionnaire du côté gauche, et des fausses membranes peu étendues sur l'amygdale et la paroi latérale du pharynx, du même côté. Je touche la gorge avec la solution de sulfate d'alumine et de zinc. Une potion avec 1 gr. de bromure de potassium sera prise toutes les heures, par cuillerée; on badigeonnera la gorge avec la solution saturée de sulfate d'alumine.

Le 24, les fausses membranes ne se sont point étendues, la voix est légèrement enrouée, il n'y a pas d'oppression. Même traitement que la veille.

Le 26, l'état général est très-bon, la voix est enrouée, la toux est un peu rauque. L'amygdale est nettoyée; il n'y a pas eu de nouvelle production pseudo-membraneuse du côté du pharynx.

Toux accompagnée d'expectoration abondante, sueurs.
Même traitement.

Le 27, amélioration notable de l'état local.

Le 28, plus de fausse membrane.

SECONDE PARTIE.

La médication par le bromure de potassium n'est pas une nouveauté.

Magendie l'avait vanté contre les scrofules et les accidents tertiaires de la syphilis, et il en donnait jusqu'à 0 gr. 60 c. par jour dans une potion.

En 1856, M. Ozanam publia un *Mémoire sur l'Action curative et prophylactique du brome contre les affections pseudo-membraneuses*. La formule de sa potion bromée se trouve dans le formulaire magistral de M. Bouchardat. La voici :

> Eau saturée de brome, 5 à 50 centigrammes.
> Potion gommeusé, 125 grammes.   F. S. A.

Le brome est peu soluble dans l'eau : sa solution aqueuse n'en contient que 1/34 de son poids. La quantité de brome administré, suivant la méthode de M. Ozanam, varie donc de 1 à 10 milligrammes.

A la fin de l'année qui vient de s'écouler, la presse extra-scientifique a vanté les succès de M. Ozanam. La formule donnée par ces journaux contient quelques centigrammes de bromure de potassium, probablement pour faciliter la dissolution du brome dans l'eau et en favoriser l'absorption.

Le Recueil des travaux de la Société Médicale du département d'Indre-et-Loire, pour l'année 1859, renferme la traduction d'un article du *Siècle Médical* de Madrid. Le docteur Benavente, auteur du travail, parle de plusieurs succès obtenus, dans la première période du croup, par l'administration, à l'intérieur, d'un peu moins d'un milligramme de brome dilué dans 250 grammes d'eau, dans les vingt-quatre heures.

Le docteur Haime, de Tours, à la plume élégante duquel on doit cette traduction, s'étonne avec raison de voir l'auteur employer cette médication si timidement et avec tant de parcimonie.

Une personne très-intelligente, mais étrangère à notre art, qui avait été témoin à Paris de l'un des succès du docteur Ozanam, me confia, en septembre 1860, une solution homœopathique bromurée. On me recommanda de ne l'administrer qu'à la dose de quelques gouttes. J'eus le mauvais esprit de dépasser la dose indiquée et d'en donner jusqu'à quarante gouttes par jour. J'avoue que je ne pus constater aucun effet marqué. Ce fut pourtant cette tentative malheureuse qui me donna plus tard l'idée d'administrer le bromure de potassium à haute dose.

M. le professeur Trousseau, dans le premier volume de sa *Clinique Médicale de l'Hôtel-Dieu*, publié en 1861, parle aussi de la méthode de M. Ozanam, mais c'est en termes peu flatteurs. Je vais le citer textuellement :

« Je dois, dit-il, citer pour mémoire la médication par le
» bromure de potassium employé à la dose de 5 à 50 centi-
» grammes, et par le brome seul, médication dont M. le doc-
» teur Ozanam annonce avoir obtenu un succès des plus
» merveilleux. En présence des trop beaux résultats pro-
» clamés par l'inventeur de ce remède, en tenant compte
» aussi de ce que ce médecin marche, dans sa pratique,
» dans une voie qui n'est pas la nôtre et qui commande le

» doute, nous devons nous tenir dans une prudente réserve :
» toutefois rien n'empêche d'expérimenter aussi le brome. »

C'est ce que je fis, timidement d'abord, puisque je débutai par 0 gr. 50 c.; mais j'élevais rapidement la dose jusqu'à 4 grammes dans les vingt-quatre heures, et cette médication prolongée jusqu'à quinze jours de suite ne fut suivie d'aucun accident : je n'observai jamais ni la céphalagie intense ni l'excitation cérébrale que je craignais d'après les écrits des divers auteurs.

Mais l'absorption du bromure de potassium fut toujours suivie d'effets physiologiques sur lesquels il importe de fixer l'attention :

1° Augmentation de la fréquence du pouls, qui s'est toujours maintenu entre 120 et 130 pendant toute la durée de la médication.

2° Sensation douloureuse au creux de l'estomac, notée trois fois sur six. Je ne l'ai jamais observée le premier jour de l'administration du bromure, mais seulement au bout de trois à quatre jours.

3° Constipation, observée quatre fois sur six.

4° Augmentation de la sécrétion salivaire.

5° Augmentation de la sécrétion bronchique. Ce fait a toujours été constant, et l'amélioration de l'état du malade a toujours daté de l'apparition de ce phénomène. Les mucosités rejetées ont été dans trois cas si abondantes, que, sous le rapport de la quantité, l'expectoration ne peut être comparée qu'à celle des malades atteints de vastes abcès du poumon. Je ferai remarquer, en passant, que ces faits sont complétement en désaccord avec ceux qui sont relatés par M. le docteur Benavente, puisqu'il note la diminution de la sécrétion des muqueuses comme un des effets de sa médication.

6° Production abondante de sueurs : phénomène aussi constant que le précédent, et coïncidant comme lui avec la diminution de la gravité des symptômes.

7° Diminution de la sécrétion urinaire.

8° Eruption papuleuse, observée trois fois sur six.

9° Ramollissement des fausses membranes. Cet effet, le plus remarquable de tous, est pour moi hors de doute : j'en ai eu, pour ainsi dire, la preuve en main, chez les malades qui font le sujet de la première et de la seconde observation.

Faut-il conclure de ces faits que nous tenons enfin le spécifique de la dipthérie? Je ne le pense pas. Le nombre restreint de ces faits en diminue l'autorité; toutefois, je les ai jugés assez importants pour être soumis à votre appréciation. L'expérience a du moins été assez heureuse pour qu'il me soit permis de vous inviter à en faire l'essai sur une plus grande échelle.

La confiance que m'inspire le bromure de potassium n'a pas été assez grande pour me faire négliger le traitement topique. J'y ai insisté au contraire avec la plus scrupuleuse attention.

L'expérience que j'ai pu acquérir par l'observation en trois ans de plus de deux cents cas de diphtérie, m'a appris à ne manier les caustiques qu'avec une certaine prudence. L'acide chlorhydrique et le nitrate d'argent ont de sérieux inconvénients.

Presque immédiatement après la cautérisation avec l'acide chlorhydrique, il se forme une tache blanche qui présente toutes les apparences d'une couenne diphtérique. Ces taches persistent jusqu'à 36 et 48 heures.

Le nitrate d'argent présente le même inconvénient, et à un degré plus prononcé si on se sert du crayon. Il y a formation d'une petite eschare qui persiste 2 et 3 jours, si la cautérisation a été répétée plusieurs fois le même jour. Pourquoi, le lendemain d'une cautérisation renouvelée deux ou trois fois le même jour, les fausses membranes paraissent-elles presque toujours plus étendues? J'avoue que, malgré ma grande confiance dans la cautérisation, il s'est élevé quelques doutes dans mon esprit. Le souvenir de quelques cas graves de diphtérie pharyngienne suivis de guérison spontanée, et l'observation attentive de ce qui s'est passé sous mes yeux après la trachéotomie, c'est-à-dire la chute des fausses membranes, alors que tout traitement topique était abandonné après l'opération, m'ont souvent troublé dans mes cautérisations.

Le sulfate de cuivre ne présente pas les mêmes inconvénients que l'acide chlorhydrique et le nitrate d'argent : il ne laisse pas de traces persistantes de son passage. Mais il a d'autres inconvénients : il laisse une saveur excessivement désagréable et nauséeuse, il détermine presque toujours des vomissements. Ce dernier résultat est des plus fâcheux lorsqu'on se propose de modifier l'économie à l'aide d'une médication interne.

A ces différents caustiques, M. le docteur Homolle a substitué le sulfate d'alumine et de zinc et le sulfate d'alumine pur. Il emploie ces substances avec un succès marqué depuis 1849.

Il a, à mon avis, rendu un grand service aux pauvres enfants atteints de la diphthérie. « L'application de ces solu-
» tions, dit M. Homolle, est d'une innocuité complète chez
» les plus jeunes enfants. Elle n'effraie ni ne préoccupe les
» enfants qui s'y prêtent en général avec docilité, la saveur
» n'ayant rien de désagréable, et l'application ne faisant que
» modifier le tissu sans l'altérer, ni déterminer par lui-même
» d'exsudation membraneuse. On a le grand avantage d'évi-
» ter ces luttes dans lesquelles on use les forces physiques
» du pauvre enfant, dont l'énergie vitale s'épuise dans les

» préoccupations pénibles et les terreurs avec lesquelles il
» voit arriver le médecin, considéré désormais par lui comme
» un bourreau. »

Il ne m'appartient pas de vous parler ici de la préparation
de ces substances, préparation pour laquelle je me permets
de vous renvoyer au travail de M. Homolle, publié dans
l'*Union Médicale* du 2 février 1861.

J'emploie la solution saturée de sulfate d'alumine et de
zinc pour toucher le pharynx et les amygdales, matin et soir;
et je réserve la solution saturée de sulfate d'alumine pur, que
j'associe à un peu de miel, pour en composer un collutoire,
avec lequel je fais faire un badigeonnage, toutes les deux
heures.

Le sulfate d'alumine est moins énergique que le sulfate
d'alumine et de zinc. Ce dernier, d'un goût un peu plus désagréable, modifie plus profondément les tissus.

Malgré la médication interne la plus active, malgré le traitement topique le plus minutieux et le plus énergique, on ne
réussit pas toujours à sauver ses malades de l'asphyxie, et
on est heureux de trouver dans la trachéotomie une dernière
ressource.

La trachéotomie est une opération qui a fait ses preuves,
et qui n'a plus besoin qu'on lui vienne en aide. Je n'entre-
prendrai donc pas ici de la défendre; seulement je me per-
mettrai, en terminant, de rappeler votre attention sur la malade qui a fait le sujet de la deuxième observation, et qui n'a
dû sa guérison qu'à la trachéotomie, aidée peut-être par la
médication interne.

Sur quatre opérations de trachéotomie qu'il m'a été donné
de pratiquer (1), j'ai eu deux fois à me louer de m'être muni

---

(1) De mes quatre opérés, deux sont aujourd'hui bien portants; un troisième, guéri
du croup, a succombé au bout de huit jours à une gangrène du bras déterminée par

de perchlorure de fer. Une hémorrhagie est toujours une chose fâcheuse chez un sujet affaibli et en partie asphyxié. L'opérateur lui-même aime bien voir le fond de la plaie parfaitement sec au moment où il va ponctionner la trachée. Ce n'est pas tout ; le perchlorure de fer modifie assez les tissus, pour empêcher la plaie de se recouvrir de fausses membranes au moins 24 ou 36 heures.

Les lavages répétés trois ou quatre fois par jour avec la liqueur de Labarraque, m'ont encore paru concourir au maintien du bon état de la plaie. Celle-ci ne se recouvre pas de fausses membranes, et on n'a plus besoin de la cautériser.

Enfin, en terminant, je suis heureux de féliciter notre savant confrère, le docteur Blot, de Tours, pour l'heureuse idée qui l'a inspiré en pratiquant une ouverture dans l'épaisseur du tube extérieur de la canule double. Cette innovation permet de tâter la perméabilité à l'air de la partie supérieure de la trachée et du larynx, sans retirer la canule, et, par conséquent, sans faire souffrir le malade. Elle permet de le faire parler, ce qui n'est pas une satisfaction minime pour sa famille.

A l'aide de cette ouverture, on pourrait encore cautériser le larynx, si on le jugeait nécessaire; mais, à l'exemple du professeur Trousseau, on y a généralement renoncé.

Quoiqu'il en soit, une invention qui épargne une douleur au malade mérite toujours d'être signalée.

---

un vésicatoire bien intempestif, prescrit par un médicastre ; le quatrième a succombé cinq jours après l'opération. Cette petite statistique a bien son éloquence, si on réfléchit que ces opérations ont été pratiquées à la campagne, loin du domicile du médecin, sans aide habitué à ces manœuvres. Pour moi, elle signifie qu'il mourrait moins d'enfants du croup, si la trachéotomie était pratiquée plus souvent.

Angers, imprimerie-librairie de Eugène Barassé, rue Saint-Laud, 83.